U0272782

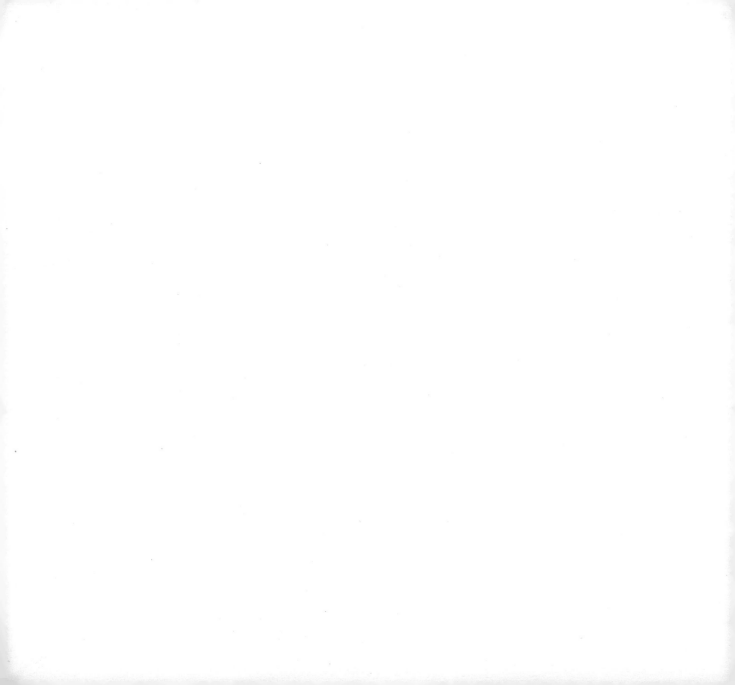

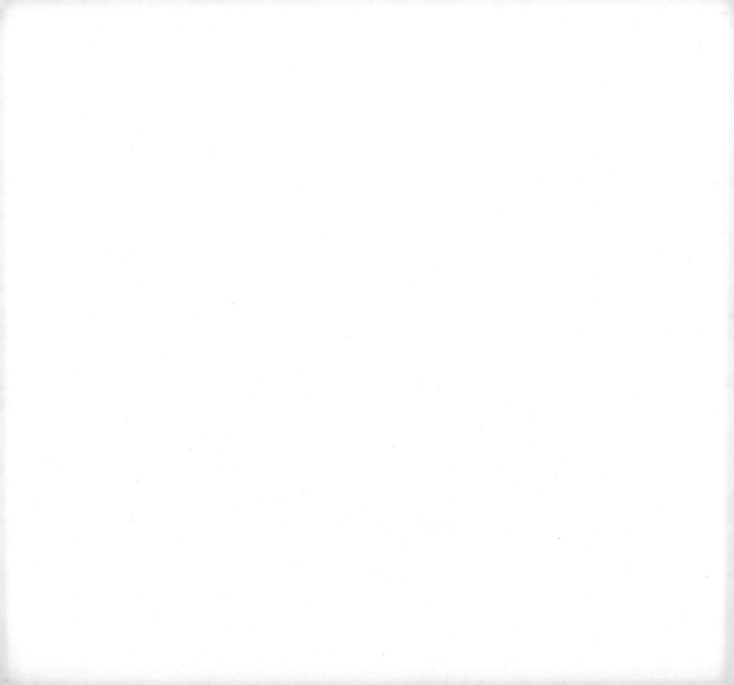

怀孕，什么年龄都可以

——简单有效的感官助孕法

月一　著

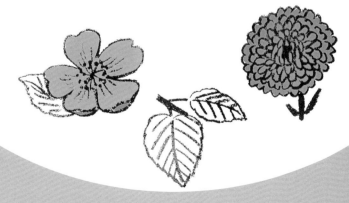

光明日报出版社

前 言

　　怀孕原本是件水到渠成的事，而现在却变得异常复杂。随着社会的进步，工作和生活压力随之增大，心因性的不孕常见于生活在城市且经济独立的白领职业女性。以北京、上海为例，很多夫妻婚后过了几年二人世界的浪漫生活，就计划孕育爱情的结晶了，但往往几年都没能成功受孕，几年的二人世界加上几年的备孕，夫妻俩一转眼就三十多岁了。随着太太进入高龄产妇的年纪，对于怀孕一事就越来越心急，加上老人渴望第三代的迫切心情，备孕的压力就越来越重了。所以本书意在以人的嗅觉、触觉、听觉、视觉、味觉等五个基本感官为出发点，摒弃枯燥乏味的专业词汇，用图文的方式创造一种轻松愉快的阅读环境，为备孕妈妈们提供一些健康时尚的生活方式，真正做到心理调适与身体调养同步进行！

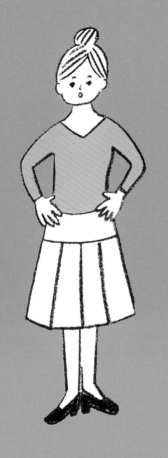

第1章
在嗅觉中感知"孕"味

　　虽然香薰精油不会直接影响生育，但从生理角度来说，香薰精油对人有很多效用，其一是直接影响人的情绪；其二是调整内分泌；其三是调整肌肤状况；其四是作用于内脏，最后是对骨骼的效用。在能量层面，不同植物种类的精油能补充不同需要：有的开发智慧及直觉力、有的增加专注力、有的激励情绪，有的舒缓情绪，有的帮助消化，当然有的能增加魅力及吸引力。所以说，香薰疗法能在生理及心灵上给予女性全面的调整和提升。对于长期生活在高压之下，由生理因素引起体质虚弱而导致不孕的女性不妨试着从香薰精油开始舒缓压力吧！

香薰营造浪漫情调

　　嗅觉可以把人带入浪漫的感觉中，当然也能把你的另一半带入浪漫的氛围中。使用香薰制造浪漫的情调，非常有助于你和你的另一半有一个浪漫的独处时间。如果想要利用芳香精油来营造浪漫的氛围，最好的方法就是用香薰炉来挥发精油的香气。无论是在午后或是夜晚，滴几滴精油在香薰炉加满水的碟子里，点燃蜡烛，随着香气从香薰炉中氤氲散开，烛光闪烁，浪漫的氛围灰立即呈现。很多研究都表明，精油可以增强爱的感觉和激情。如果怀孕的压力让你和先生"性趣"全无，那就尽量和他一起体验香薰的魅力吧。这样不但能够使夫妻双方都得到放松，而且还有机会在卧室以外的地方共享美好时光。所以，懂得用气味来渲染空间的浪漫感才是王道。选择一款你最倾心的香薰方法，来营造家中的浪漫温馨小情调吧。

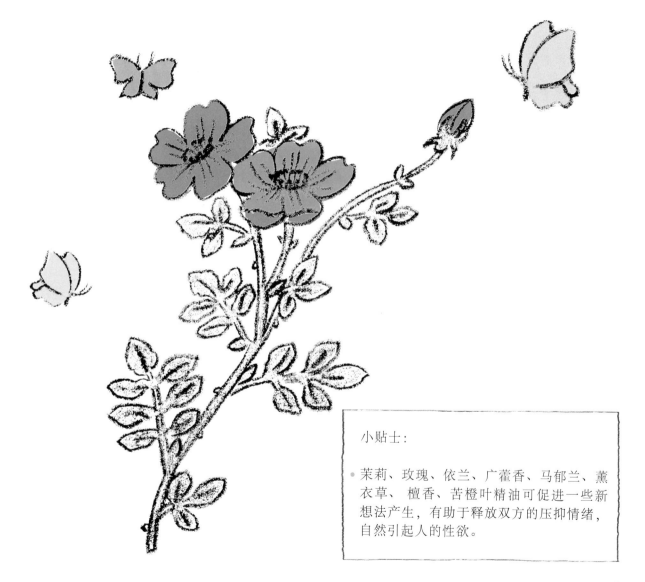

小贴士：

- 茉莉、玫瑰、依兰、广藿香、马郁兰、薰
衣草、 檀香、苦橙叶精油可促进一些新
想法产生，有助于释放双方的压抑情绪，
自然引起人的性欲。

最时尚——香薰蜡烛、香薰音乐播放器

　　香薰蜡烛已经是点缀生活氛围不可或缺的元素。它可以净化空气，清除空气中的细菌，同时也成为了生活情趣的催化剂，固体的蜡烛更容易被塑造成各种各样不同的造型，也更利于色彩的表现，还可搭配上一款精致的烛托，让蜡烛即使不被点燃也可以在视觉上营造浪漫梦幻的空间氛围。点燃这样一款香蜡，伴随着摇曳的烛光，淡淡的香烟慢慢地在空气中飘散开，更是在视觉、嗅觉上全方位地营造出富有诗情画意的浪漫氛围，对稳定情绪也非常有效。

　　芳香疗法是用来放松的有效方法，一天工作结束后，身体一定非常疲惫，回家沐浴时，在浴室边放上时尚精美的香薰音乐播放器，舒缓的音乐加上空气中飘来的阵阵芳香，那是多么惬意的一件事啊。

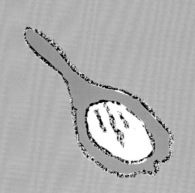

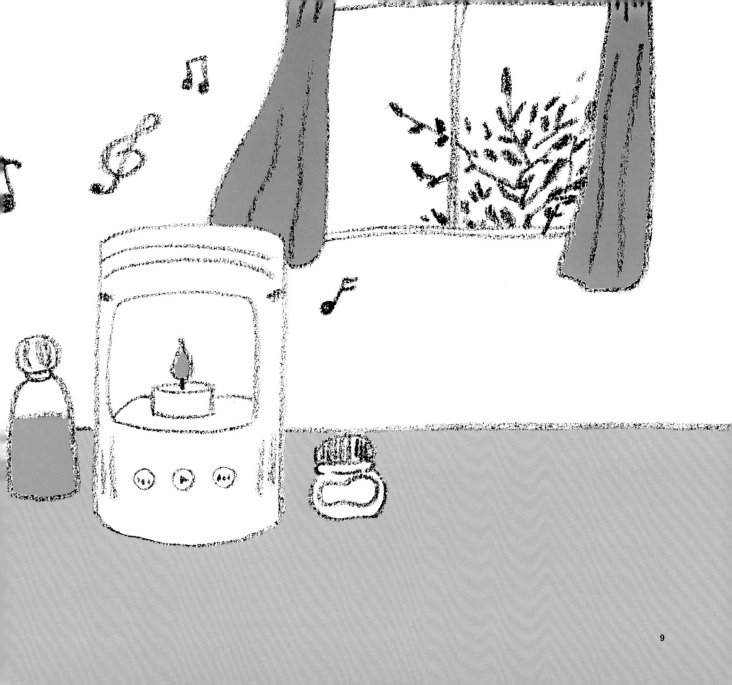

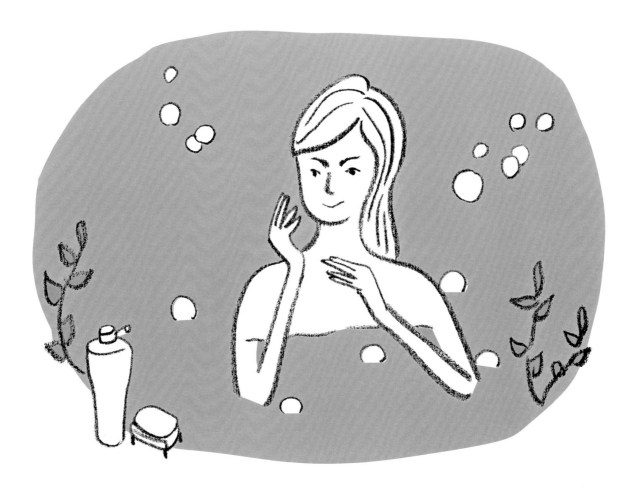

精油帮助备孕妈妈做好美容功课

　　对于准备怀孕的职场女性来说，一定要慎重选择护肤品，小心其中的化学成分损害健康，为迎接怀孕带来不必要的麻烦。那么，如何自然保持皮肤和毛发的健康状态，增添女性的美感和魅力呢？最好的方法无疑是用复方精油做身体及面部的排毒和紧致美白的护理。也可以购买一些质量较好的复方精油在家里自己护理，比如杜松子精油、荷荷巴精油、月见草精油。针对身体疲劳可以买舒缓安睡、放松减压的淋巴排毒精油。

　　坚持使用精油内调外用3~6个月，皮肤一定会发生微妙的变化，细小的皱纹、色素沉着及皮肤松弛等情况都会得到改善，特别是生理使用香熏精油的话，对荷尔蒙调整的功效会非常显著，精心的自我护理在提高了生活品质的同时，也使备孕妈妈获得了美丽、自信的心态。

利于怀孕的首选香薰精油及配方

　　芳疗是最天然的提高怀孕几率的方法，它可以同时提高女人的生育健康和生育能力。

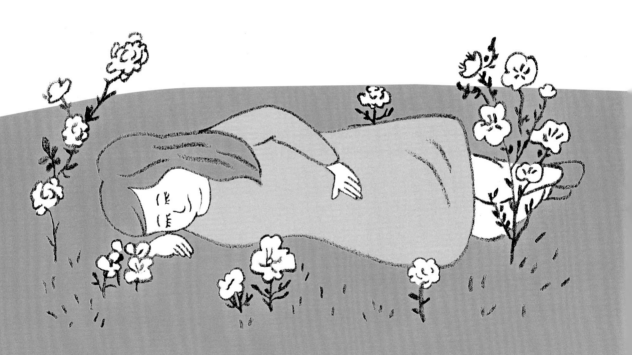

以下几款精油特别有益于女性的生育系统，想要怀孕的女性朋友不妨试试这些精油：

玫瑰：芳疗师都推荐使用玫瑰调节人的生育系统。玫瑰有助于缓解悲伤的情绪。

天竺葵：镇静精油。有促进发情特性和平衡激素的特性。天竺葵可以与玫瑰精油混合使用。

香缝草：放松精油。它可以促进人的心绪。同时，它也有助于解决经期的问题。

洋甘菊：镇静精油。可缓解经期出现的疼痛现象。

罗勒：是一种可增强活力的精油，有助于加强生育健康。

放松心情的精油还有：薰衣草、茉莉，能促进放松，同时也有利于提高人的性欲。

鲜为人知的香熏减压疗法

1. 鼻吸：

由于气味过于强烈，精油最好不要用鼻子直接闻，你可以采取滴在化妆棉上的办法，闻其味道；你也可以在香炉中轻滴 2 至 3 滴，让精油的味道弥漫在房间中。

2. 漱口：

把 2 滴茶树油和 2 滴柠檬油与 300 毫升的水混合，用它们来漱口，会让你顷刻感觉轻松舒适，同时还能有效防止感冒。

3. 热敷：

在温水中滴入 2 滴茉莉精油，把毛巾浸泡在水中，然后敷在身体上，精油的作用会让你心情愉快，对消除疲劳、预防感冒也有很好的效果。

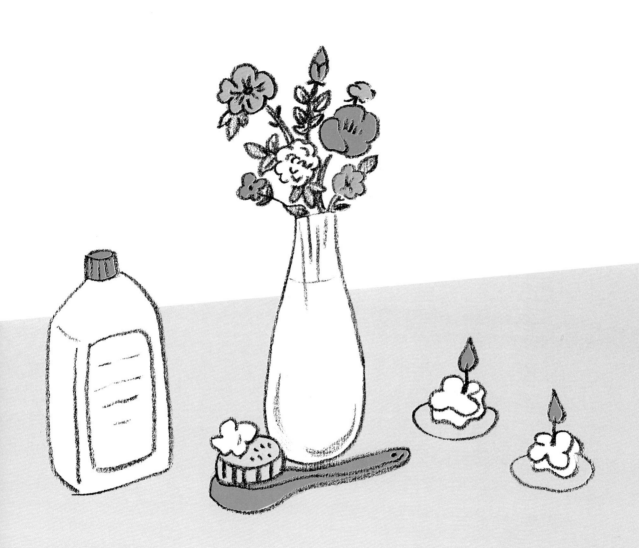

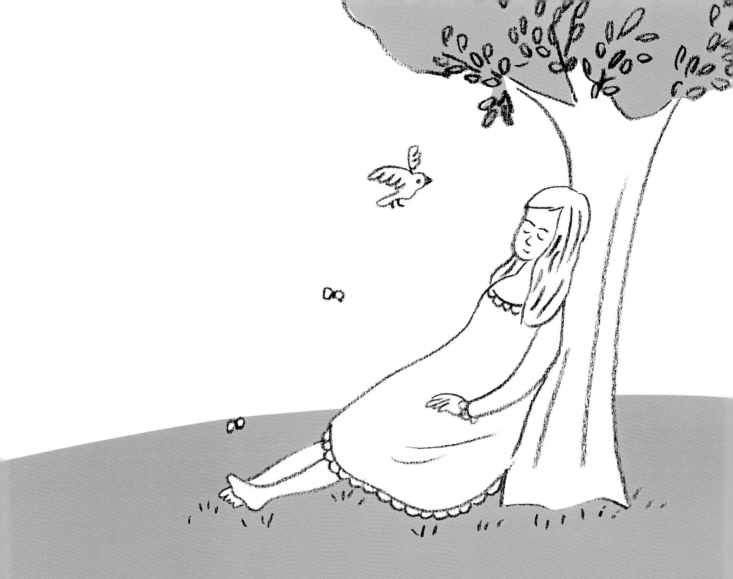

备孕期要小心使用的香薰油种类

对备孕妈妈而言，利用香薰疗法在淡淡的香味中舒缓情绪，放松压力对备孕有意想不到的促进作用。但任何事情都有两面性，如果香薰油使用不当，除了可能对皮肤造成刺激，还有可能诱导流产，由于很多香薰油成分能渗入胎盘，因此容易对胎儿发育构成威胁。

所以下面列出要小心使用的香薰油种类：

1. 刺激性香薰油桂、肉桂、丁香、牛至、香薄荷、百里香 。
2. 过敏性香薰油桂、马鞭草、肉桂、闭鞘姜、洋茴香、依兰。
3. 光毒性香薰油橙、柠檬、青柠、欧白芷、佛手柑、小茴香。

油压按摩——体验掌心里的温暖

躺在温暖的浴巾下，听着舒缓的音乐，让人从头到脚为你按摩，还有比这更好的抛却烦恼的方法吗？偶尔去做一次按摩吧，这种放松对你的身体和精神都有好处！

其实，按摩不一定非要去外面昂贵的按摩保健室，在你的指导下，你的另一半也可以成为优秀的按摩师，油压按摩会让你放松，身体发热，提升元阳之气，女人如果阴气过重，体质过寒，很容易不能生出孩子。所以，在修炼孕力的过程中，要认真地做足功课，每一步都要细心周到。

按摩前的准备

　　首先要放松，按摩时手臂及手都要放松。按摩要缓慢，手势要与身体的形状相吻合。背部按摩要重按。重按时，不要绷紧手臂的肌肉，而是让上半身的重量通过放松的手臂到达按摩的部位。

助孕的按摩手法：

【坐位按摩】

　　让老公站在你的身后，行按弦走搓摩手法操作，反复5遍。再以双手掌小鱼际部位，由上向下擦推小腹5遍，力量稍重。接着选仰卧位：以手掌大鱼际，从脐至耻骨联合部，向下渐用力地揉推5遍。然后再转移到大腿内侧。用手掌部做按揉法，由下向上移至膝内侧为止，每侧大腿反复3遍。其后同时点按两侧三阴交穴，力量稍重至酸胀痛感出现后，保持半分钟以上。

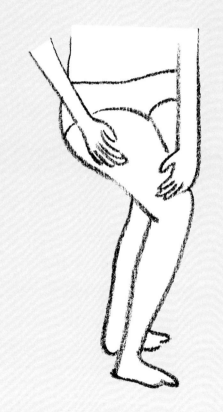

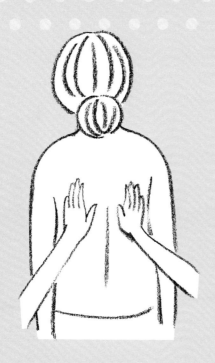

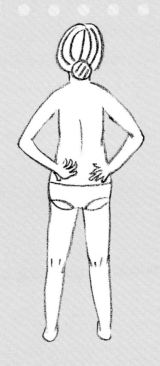

【肩部按摩】

　　用两个大拇指在脊柱两旁的空隙处按摩。不要用力按揉腹部与乳房。腹部要轻按，他的手应该使用手指肚轻轻地、有节奏地捶打在你腹部后，然后用整个手掌按摩大的肌肉。手掌可以用来加大力量，手指节可以用小的区域按摩。如果觉得这样按摩有些干涩，按摩时可加几滴精炼油或者植物油（如豆油、杏仁或者葡萄子油）以增加一些香气，天竺葵油或玫瑰油则更受欢迎。

【俯卧按摩】

　　老公可以先以点按法分别刺激骶部八髎穴，这个穴位也很好找，左右共 8 个穴位，分别在第一、二、三、四骶后孔中。如果你不懂得解剖学知识，那就去摸人的尾骨。待你感觉酸胀或胀痛后，以手掌在八髎穴部位横向擦动，或斜擦八髎穴，以透热为度。其后在肩部施拿肩井擦作，力量逐渐加重，动作稍缓慢，约 1 分钟。

香薰精油和十二星座

生活在城市中，各种烦忧让我们惶惶不安，而柠檬草的清新、玫瑰的治愈感、麝香的温暖、番石榴的甜味恰恰能使我们在那一抹若有似无的嗅觉感官中自然而然地寻找到真我和慰藉。

找到适合你星座的香薰精油，也许你就找到了你的心灵伴侣！

白羊座 （3月21日-4月19日）	金牛座 （4月20日-5月20日）	双子座 （5月21日-6月21日）
乳香、尤加利和玫瑰，是特别适合白羊座特质的精油。乳香木质的香味和温暖气氛，能让心浮气躁的羊儿平静下来；尤加利的味道让头脑更加清晰，可以强化白羊的直觉，很适合白羊的率性而为；玫瑰的优雅可以调和白羊的急躁，让白羊多些浪漫慵懒的情调，好好放松紧绷的心情。	佛手柑、熏衣草和杜松都是很适合金牛座的精油。佛手柑华丽、明快的香味可以让严谨的金牛充分放松心情，看事物的角度也更有弹性；熏衣草则可以平缓内心的起伏不定，让心情温和愉快，更能充分发挥丰沛的感性和创造力；杜松的木调香味则能平衡思绪，让牛儿远离过度的思虑。	适合双子座的精油是迷迭香、薄荷与丝柏。迷迭香具有良好的恢复疲劳的功效，可安抚双子座因为压力而紧绷的神经，放松僵硬的脖颈；薄荷可以令头脑更加清新，也可以磨练感性；丝柏木质、辛辣的香味，能够帮助双子座多去体会他人的心情，对于开拓交际圈、建立良好的人脉具有很好的效果。
巨蟹座 （6月22日-7月22日）	狮子座 （7月23日-8月22日）	处女座 （8月23日-9月22日）
天竺葵、橙花和熏衣草都很适合蟹子。天竺葵可以软化以我为中心的态度，帮助人际关系的和谐，使心情更为放松；熏衣草则是用来调整情绪，让多情的蟹子思绪更加清明，感性得以充分发挥；橙花的香甜使蟹子心情愉快舒畅，特别适合重感情的巨蟹座：在橙花的美好香氛中有了海阔天空的愉悦。	檀香、茉莉、玫瑰都是可以帮助狮子座的精油。檀香是种可以进入灵魂层次的芳香，让自信的狮子座避免过于自满，对他人多些体谅和了解；茉莉可以帮助狮子追求心灵的慰藉，在疲惫之余获得精神上的补给；玫瑰的高贵风范跟狮子搭配再适合不过了，在芬芳的味道中，狮子不妨放下高昂的姿态，展露柔和的一面。	茴香、玫瑰和熏衣草都是适合处女座使用的精油。茴香可以帮助总将自己意见闷在心里的处女座增添勇气和力量；对于习惯压抑内心情感的星座而言，玫瑰的热情浪漫，很能帮助他们传达自己的心意，让别人更乐于接近；处女座心思细腻，熏衣草能帮助严谨的处女座放松心情、抚平焦躁的情绪。

香薰精油和十二星座

暗香浮动!

女性的美不仅在于外表,旺盛的生命力才能使女性自然散发吸引力,而香薰正是能够表达女性气质的最好助手,那么你是不是找到属于你的独特香气来展现自己的独特魅力了呢?

天秤座 (9月23日-10月23日)	天蝎座 (10月24日-11月22日)	射手座 (11月23日-12月21日)
快乐鼠尾草、天竺葵、玫瑰都是十分适合天秤座的精油。鼠尾草可以帮助天秤座改善优柔寡断的性格,让温和的天秤座更多些冲劲;天竺葵精油可以让天秤座各方面的协调性更佳;充满爱之气氛的玫瑰,则是和天秤座最速配的精油了!它那仿佛维纳斯寄居其中的香味,让天秤座被幸福的芬芳包围。	洋甘菊、茉莉和乳香是很适合蝎子们使用的精油。茉莉的香味清爽宜人,可以帮助深沉的蝎子坦率地将真实的情绪流露出来;富有东方色彩的乳香,对同样神秘不可捉摸的天蝎座来说,再适合不过了!它那沉厚的香味,很能触发天蝎的感性,让蝎子灵思泉涌。洋甘菊则能帮助蝎子消除身心的疲劳。	香蜂草、甜橙、玫瑰和迷迭香都是射手座的好选择。香蜂草清新、朴素的香味与酸甜中带着灿烂阳光的甜橙,可以帮助射手座充分享受自在的乐趣;玫瑰优雅的力量,可以让无所顾虑的射手行为优雅,有助于关系的和谐;迷迭香的清新和穿透力能让浮躁的射手保持愉悦的心情,在生活中获得乐趣与成就感。
摩羯座 (12月22日-1月19日)	水瓶座 (1月20日-2月18日)	双鱼座 (2月19日-3月20日)
薄荷、松、柠檬香茅和佛手柑是魔羯座适合的精油。薄荷的清新可以提高魔羯思考和行动的敏捷度;松的木质香味能激发魔羯的工作热诚,加强魔羯特有的执行力;而具有强烈芳香的柠檬香茅是魔羯的补给站,赋予魔羯充沛的活力;而佛手柑的甜美芬芳则可以让不擅表达情感的魔羯在待人处事时更加通达。	迷迭香、柠檬、伊兰与佛手柑都是很适合水瓶座的精油。水瓶座喜欢研究人的灵性,而迷迭香可以让人思绪澄明、进入更深的心灵层次;伊兰动人的香味,可以让水瓶多些柔和心思的同时,感性也能充分发挥;佛手柑的清新香甜,可以振奋、提高学习效率,让水瓶座在探索世界的过程中能有更多收获。	檀香、尤加利和岩兰草都是很适合双鱼座使用的精油。檀香可以满足双鱼罗曼蒂克的想象,让双鱼在神秘的气氛中,充分发挥丰富的直觉和创造力;尤加利清爽、澄静的香味可以帮助鱼儿加强直觉与创造力;岩兰草特殊的香味则可以培养双鱼很好的决断能力,帮助理清摇摆不定的情绪。

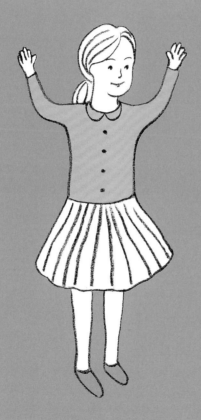

第 **2** 章
有氧运动助育更助孕

　　有氧运动作为一种新兴的运动方式，简单易行，安全有效，讲求循序渐渐，以充足的氧气带动全身器官，特别适合正处于备孕期的夫妻。有氧运动可避免运动伤害，又能调理全身器官，赶走亚健康，对备孕妈妈的身体会非常有帮助，只有妈妈身体健康了才能生出健康的小宝宝！

助孕瑜伽

瑜伽的重点在身心的平衡，所以进行瑜伽练习可以消除浮躁紧张的情绪。瑜伽还能够很好地控制呼吸，练习瑜伽的过程就是对内部器官的按摩过程，同样是一种对女性孕力非常有益的运动方式，适合身心都想保持年轻活力的你。

处于怀孕准备阶段的女性如果想避免做一些剧烈运动，那么静瑜伽是比较适宜的锻炼方式。

睡前可以选择静坐的方式，方法要领是：把两腿自然交叉盘坐在一起，脊梁直竖，两手心向上，把右手背平放在左手心上面，两个大拇指轻轻相触；左右两肩稍微张开，使其平整适度为止，前腭内收，但不是低头，稍微压住颈部左右两条大动脉管的活动即可；双目微张，目光随意确定在座前两三米处，或者微闭；舌头轻微舔抵上腭。

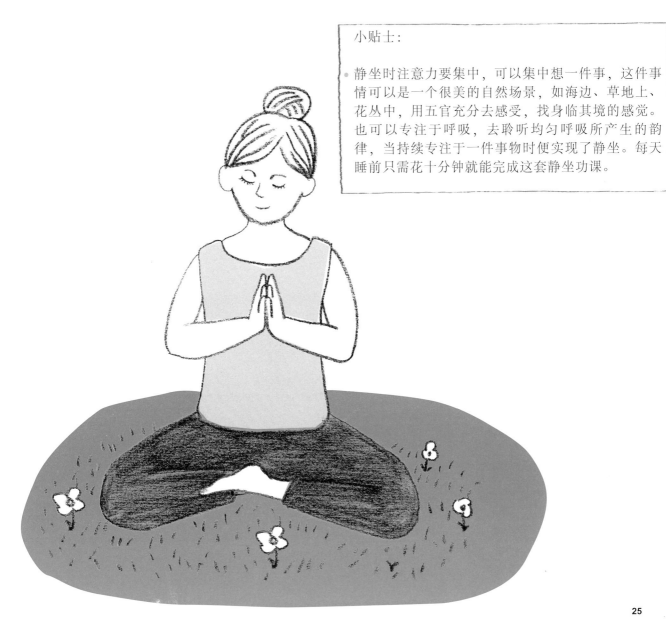

小贴士：

静坐时注意力要集中，可以集中想一件事，这件事情可以是一个很美的自然场景，如海边、草地上、花丛中，用五官充分去感受，找身临其境的感觉。也可以专注于呼吸，去聆听均匀呼吸所产生的韵律，当持续专注于一件事物时便实现了静坐。每天睡前只需花十分钟就能完成这套静坐功课。

小贴士：

● "专注、控制、重心、呼吸、流畅、准确、放松、持久"，这16个字是做好普拉提的基本要素。

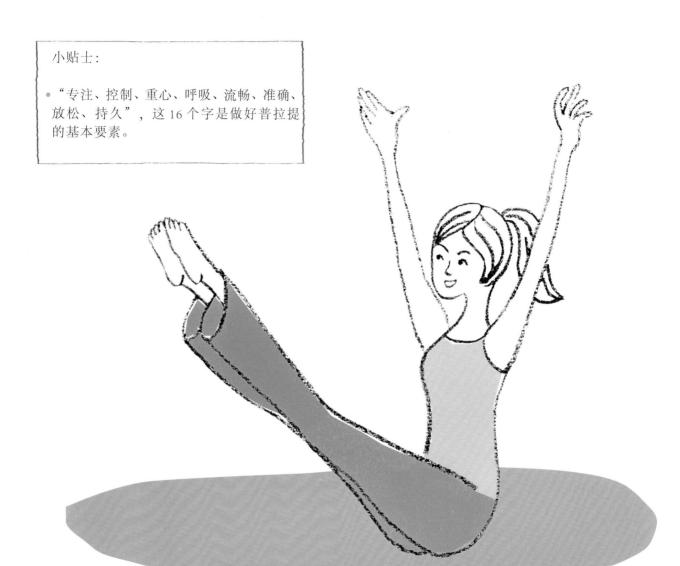

普拉提

　　普拉提是适合任何年龄段女性进行的运动方式，特别是那些缺少运动、长时间与电脑打交道的朝九晚五的职业女性。普拉提最大的特点是简单易学，可以有目的的针对手臂、胸部和肩部进行锻炼，同时对腰腹的锻炼作用也非常明显，而塑造好结实的腰腹肌肉对女性的成功怀孕和生产都十分重要。在怀孕前练习普拉提的女性，自然分娩率会明显提高，因为常常做这项运动的女性的腰腹肌肉更强韧。除此之外，普拉提具有安全性，运动速度相对平和，是静力状态的运动，几乎不会对肌肉和关节产生伤害，所以非常适合处于备孕期的女性朋友练习。

游泳

　　游泳是一种全身均衡的运动，可以让身体的各部分都能锻炼到，这就决定了它是一个对协调性要求很高的运动。而女性在分娩过程中同样也需要协调身体各部分肌肉的能力，这样才能顺利生产。因此持之以恒的锻炼几种不同的泳姿，能最大限度地增加身体的协调性。而且，由于在水中的时候有浮力反作用于重力，这样会使我们的关节很放松，整个人和情绪也都很放松，不会僵硬，发生运动伤害的几率会很小。所以游泳是一项柔和的锻炼方式，非常适合备孕女性。

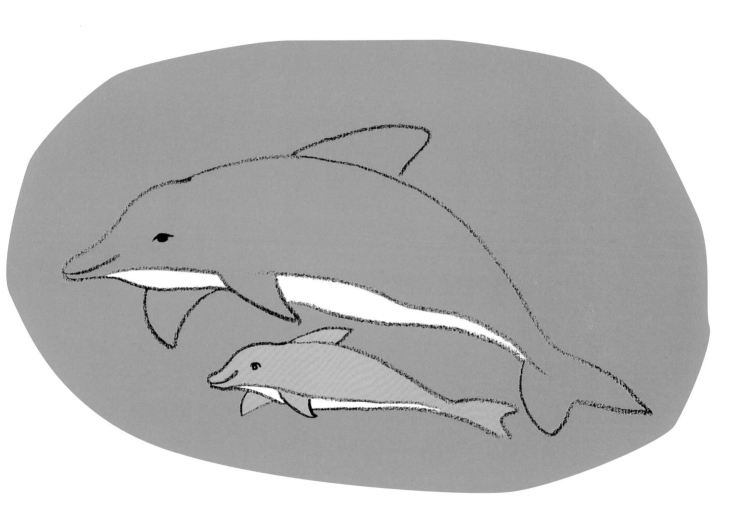

慢跑，让你从亚健康中"跑"出来

对于少有运动习惯的女性来说，一下子进行强度太大的运动，例如 1000 米快跑对身体并没有什么好处。所以说，容易坚持的运动方式是最好的。因为好的运动习惯需要坚持，提升孕力也不是一朝一夕的事，所以慢跑才是你的选择。

慢跑的主要功效和走路其实是一样的，但是强度要大于走路，更能有效地增加腿部的肌肉耐力。所以要注意鞋子的选择，一定要穿专门跑步的鞋子，而不是所谓的时装运动鞋之类。因为专门的跑鞋有很好的减震功能，可有效降低腿部关节在慢跑中所要承受的压力。

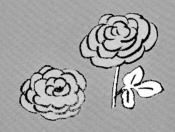

旅游——出去度个假，重温甜蜜的二人世界吧

　　排解压力有很多方法，很多人采取旅游的方式去放松一下，离开自己居住的环境，离开自己的朋友一段时间，夫妻二人重温恋爱时的浪漫，这样不仅能增进夫妻感情，还可能有意外收获，只有心情放松愉悦了，身体才会好，身体好了，才能怀上健康聪明的宝宝，可谓一举三得哦。海边、宁静的小镇是不错的选择。

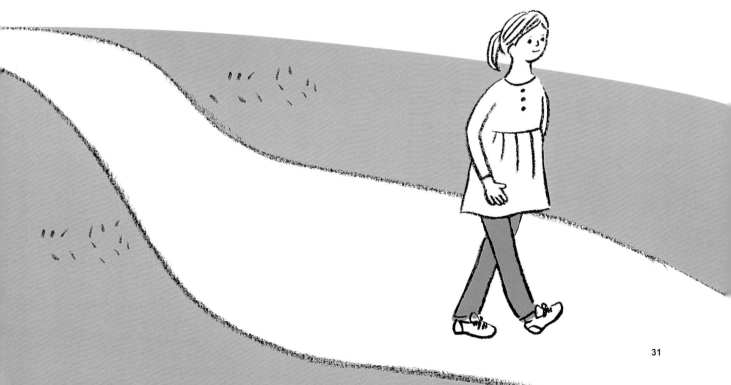

有氧运动备忘录

1. 运动前做好准备活动，使身体充分放松。

2. 补充一定的水分和营养。

3. 锻炼时掌握合适的运动量，一般采用运动强度小而运动时间偏长的锻炼方案为宜。

4. 在运动中出现头晕、恶心、乏力等状况，要立即停止，不要一味蛮干，以不感到疲劳为标准。

5. 在锻炼时间的选择上，不宜进行过早的晨间锻炼，晚上下班后的七八点钟是不错的选择。

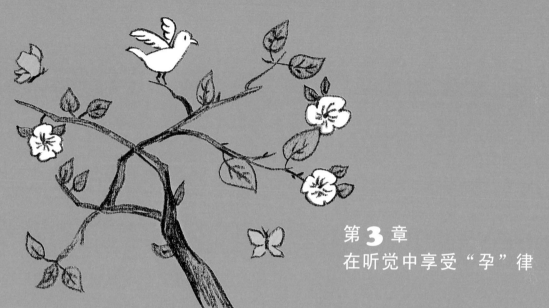

第**3**章
在听觉中享受"孕"律

人们常说音乐是感情和心灵的语言，随着优美的旋律，人的心情很容易放松下来，而备孕中的男女心情轻松下来后"中标"的几率也会随之增大。除此之外，音乐还有助"性"甚至强健体质的功效。不得不说，在自然备孕的过程中，音乐功不可没。除此之外，备孕过程中，老公和家人适当的鼓励开导也会给女性增添很多信心。

在音乐中随时随地享受精神 SPA

现代白领生活节奏快，不一定能每天抽出时间去做 SPA 放松自己。没关系，音乐，可以有同样的功效，而且，音乐可以随时随地享受，不需要专门的地方。

备孕中的女性，建议选择舒缓轻柔与欢快相间的音乐。在欣赏音乐时，最好加入相关联想，如晴空万里，白云飘飘，青青的草地上，年轻的母亲在和小宝宝嬉戏；或者宁静的月光下，年轻的母亲在摇篮边深情凝视可爱的小宝宝……

另外，大自然的声音对放松心情也有奇妙的功效。有时间到大自然中去走走当然更好，没时间的话，听听鸟啼虫鸣、花开叶落、轻风低吟、潺潺流水、雨打窗台等声音也能舒缓心情。

只要能够做到放松心情，备孕就等于成功了一半！

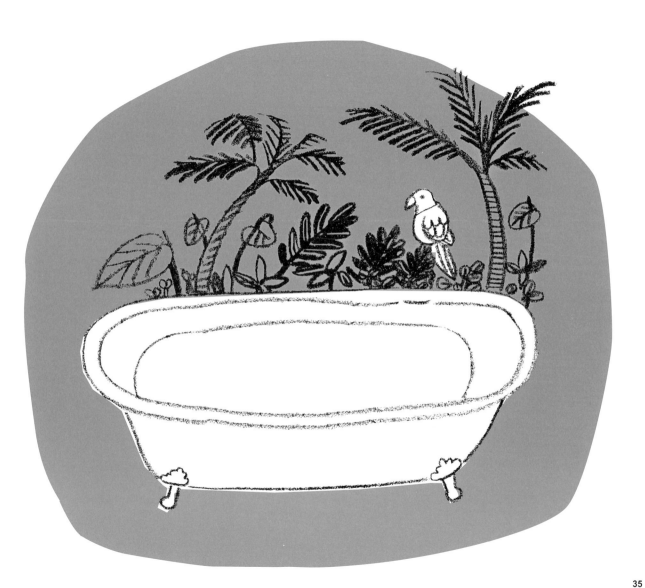

用音乐助"性"提高夫妻生活质量

一定的音乐刺激会带来性诱惑和兴奋，特别是那些搏动节律类型的音乐和情调绵绵的柔和音乐。它的意境能赋予伴侣双方以缠绵的情意，沉湎于音响和曲调的神奇气氛之中。

研究表明，音乐中的节奏和韵律在表现形式上就带有一项本能的性成分，既能够激发脑部神经与肌肉系统的运动，又会加快人类的性振奋的密度，较快地诱发绝大多数男女的情欲。

所以说，除了烛光、香芬之外，音乐也是助"性"的一大法宝，在进行夫妻生活时播放一些轻松欢乐的爱情音乐，可使双方处于一种浪漫、甜蜜、兴奋的心境中，夫妻生活质量高了，怀孕的概率自然也就高了。

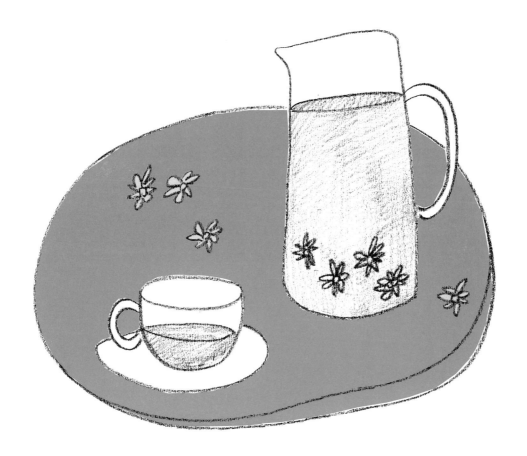

哼唱增强体质为怀孕创造良好环境

　　有研究表明，哼唱在增强体质方面与营养、运动等有异曲同工之妙，在某些方面甚至有独到之处。其中，对肺功能的锻炼特别强：声带的振动使肺部扩张，胸肌兴奋，肺活量增加，血液氧含量提高，从而为未来的胎儿奠定良好的营养基础；同时，唱歌可以优化人的心境，保持愉悦情绪，使体内神经内分泌系统始终处于正常状态，提供给胎儿一个优越的发育环境，使其先天充足，日后自然健康聪慧。

　　很多成功孕育宝宝的夫妻的经验是，备孕时夫妻两一起进行深情的、投入的"哼唱"，可以增进夫妻的感情，为怀孕创造一个美好、愉快、舒展的心理环境。

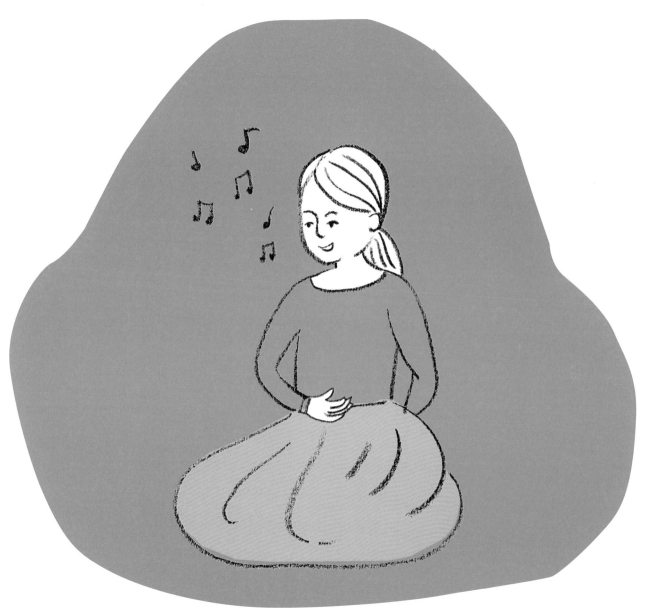

悦耳的话语增添备孕信心

　　备孕中的女性很需要别人的关心，希望周围人能够知道她们的不易。所以老公和家人适当鼓励和支持的话语会给女性增添不少信心。

　　当然也有一些一直怀不上孩子的女性抱怨，说每当老公和婆婆提起这个话题心情就烦躁。这种时候，一定要摆正自己，调整心态，不需要太敏感，要相信家人是真的关心你。

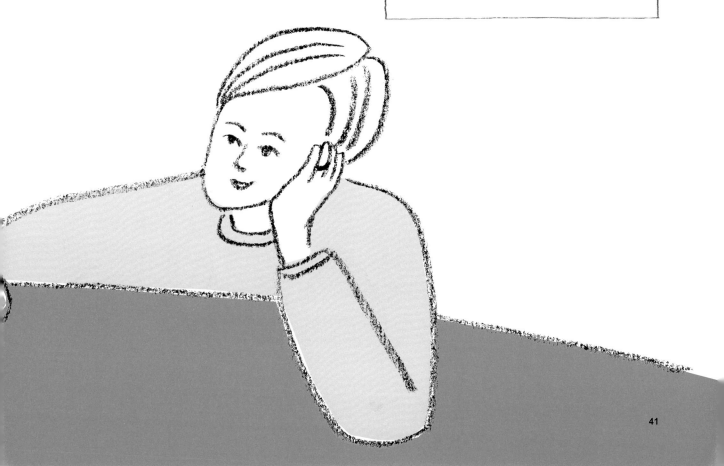

小贴士：

- 老公必读！备孕中的女性往往都很敏感，对她们要关心，但是一定要把握尺度，过度的关心会让她们觉得很焦虑。这点不仅老公们自己要注意，还要提醒家人注意。

备孕音乐表

晨起音乐：早上起来，来点轻快的音乐唤醒自己，舒展心情，开始快乐的一天。

约翰·斯特劳斯《维也纳森林的故事》：

流畅的曲调，华美的旋律，描绘了维也纳森林的各种美景。伴随着音乐，仿佛能看到晨曦透过浓雾照进维也纳森林，还能听到鸟儿们婉转的鸣叫。

上下班路上：上下班途中，听着活泼的旋律，心情也振奋。

柴可夫斯基《四小天鹅舞曲》：

这首舞曲音乐轻松活泼，节奏干净利落，形象地描绘出了小天鹅在湖畔戏嬉漫游的情景，质朴动人的旋律还富于田园般的诗意。

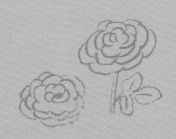

中午休息：短暂的中午休息时间，听点欢快的乐曲赶走慵懒的睡意。

舒伯特《鳟鱼》：

旋律优美，节奏活泼，洋溢着愉快情绪。惟妙惟肖地描绘出鳟鱼在清澈的河水中自由自在游来游去的情景，充满活力。

进餐：听着音乐吃饭，既浪漫有情调又有助于消化让胃口大增。

维瓦尔第《四季·春》：

亲切、温暖、爽朗的旋律，小提琴用明亮的色彩奏出主题，让人沉浸在春光洒满大地的意境中。听这首赞美春天的乐曲，如同听到清脆的鸟叫声、看到明媚的阳光和艳丽的花朵、闻到芬芳的花草香。

睡前：睡觉前听点舒缓的音乐，想象未来宝宝的样子甜蜜入睡。

舒曼《梦幻曲》：

柔美如歌的旋律，各声部的完美结合以及充满表现力的和声，刻画了一个童真的梦幻世界。随着柔美平缓的主旋律进入沉思的梦境，在梦境中出现美丽的世界，想象在梦境中升腾，仿佛看见了一个圣洁的小天使，就像自己期盼已久的可爱的小宝宝向自己走来。

夫妻生活：在进行夫妻生活时播放一些轻松欢乐的爱情音乐，可使双方处于一种浪漫、甜蜜、兴奋的心境中。

李斯特《爱之梦》：

一首温柔婉约，充满了梦想、期盼、爱恋、回忆的曲子。情意绵绵的旋律、梦一般的境界。丰满的和声与优美如歌的旋律让人久久沉浸于其中，难以忘怀，在梦一般美丽的感觉中，默默地享受着幸福甜蜜的感觉。

每个人喜欢的音乐有所不同，选择你自己喜欢的才是最好的选择。音乐也是为了放松自己，不要强迫自己照本宣科。

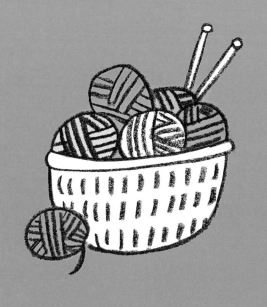

第 **4** 章
舒适着装增添好"孕"气

很多女性备孕前只要漂亮，怎么穿都行，现在可不行了。为了能怀上一个健康的宝宝，备孕妈妈要在穿衣打扮上做适当调整，不过这并不意味着备孕妈妈就远离时尚了，备孕期也是女人一生中非常重要的阶段，自然也要做个时髦的备孕女性，在穿的舒适的前提下，也需要穿得漂亮，以最 IN 最潮的形象迎接怀孕，才能成为让人羡慕的时尚孕妈。

四季着装密码

就像春、夏、秋、冬四季一样，颜色也有四季的色彩密码。

春季密码——生机勃勃，有减龄的效果，以轻快的棕色或驼色为基准色，搭配鲜亮的色彩效果很好。适合开朗、有亲和力的女性。

夏季密码——展现优雅与品位的风格。浅粉色与灰色表现出干净整洁的形象，适合温柔端庄的女性。

秋季密码——给人感觉真诚、文静。在棕色或卡其色基础上搭配流行色，可以表现出既文静又华丽的味道。

冬季密码——适合给人第一印象深刻，表现出理智冷静的性格特点的女性，可以黑白为基色，营造简单而大胆的风格。

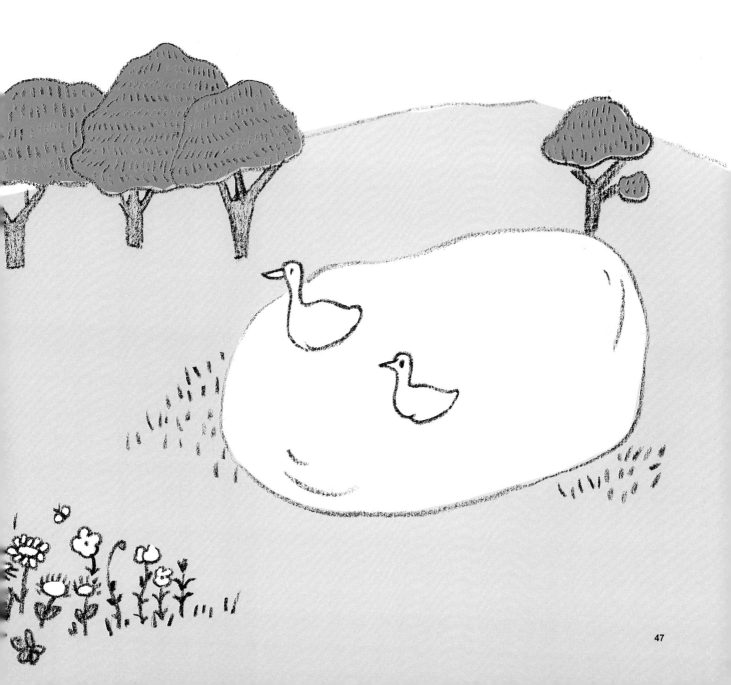

衣装款式巧搭配

　　准备怀孕的女性朋友，身形还没有发生变化，但也应尝试慢慢改变穿衣风格，伸缩性较好的长衫是不错的选择，可以使你的身形显得更加纤细，再配上小夹克或连帽衫，既保温又时尚休闲；叠穿的娃娃装也非常适合备孕妈妈们，夏、秋季，穿上五颜六色的印花裙或华丽的波西米亚长裙，搭配时尚打底裤；在冬季，用各色长筒袜点缀暖和的针织连衣裙，再配上 UGG 绒毛靴，既可爱又 fashion，或者用长裙搭配多种皮质坎肩演绎斯怀旧复古风格；除此之外，天鹅绒上衣、毛织运动套装，或是单独搭配在一起穿的连帽衫和运动休闲裤，都是备孕妈妈既舒服又时尚的上上之选。这类服装伸缩性好，不仅穿起来舒服，还有一股运动风，让人看起来更为朝气自信！总之，衣装款式还是以舒适为前提。备孕期坚持工作的女士不要过多强调职业气质。远离紧身衣、塑身衣，这样才能使身体处于较为自然、松弛的状态，有利于身体的健康。

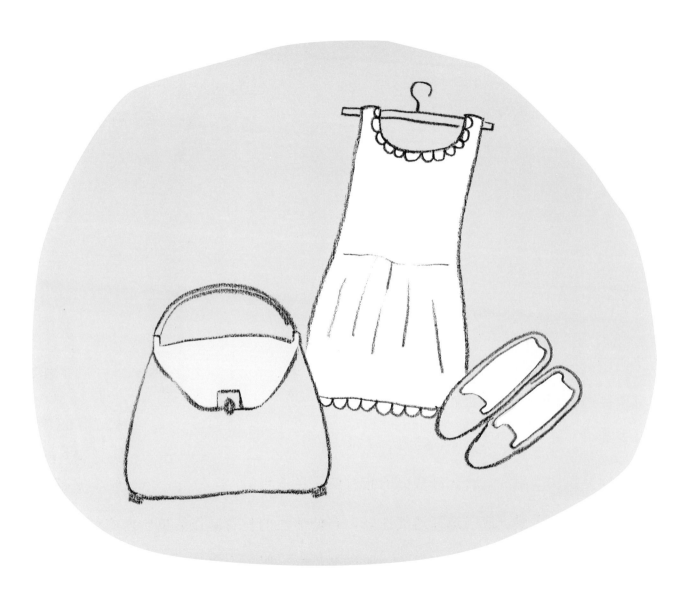

衣服质地很关键

备孕的妈妈们在选择衣物时最关键的还是要看质地。

尽量选择透气性强的天然材质，如纯棉、真丝。

尤其在夏天，纯棉是首选，不仅透气，

而且柔软、吸汗、耐洗。含化纤成分的布料应避免选用。

内衣的选择尤为重要，应当选择透气性好、有伸缩性的材料制作的棉质内衣，

因为孕前要经常对乳房进行检查保养，所以易于穿、脱的内衣是购物时的首选。

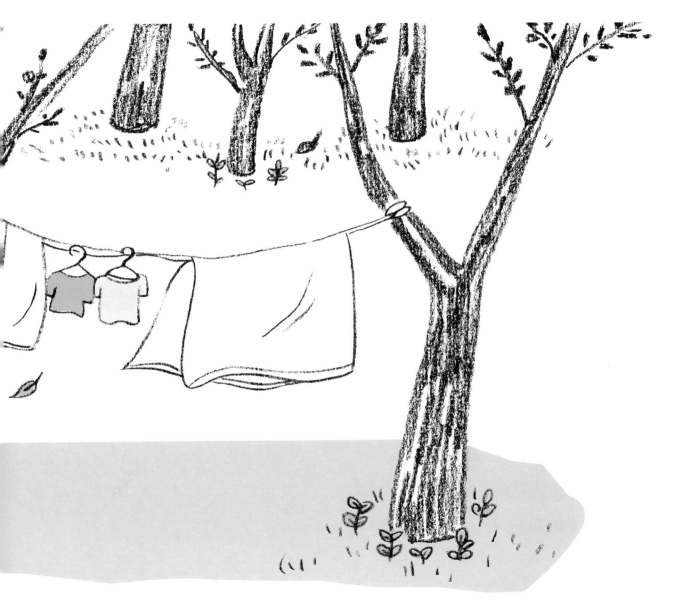

色彩理论创造幸福

职场女性因为备孕而倍感压力。色彩能起到舒缓压力的重要作用。只要稍稍变换色彩，就可以成功改变身材和形象，同时能够增强自信、稳定情绪。简略介绍一下各种色彩的效用。

粉色：对女性来说，粉色是最重要的颜色，日本甚至研究出了粉色呼吸法。粉色可以引发保护本能，希望付出或收获爱情、感情时不妨多用用粉色。

橙色：橙色有增进食欲的效果，同时也适合于内向不善交际的人。

蓝色：性格冷静，容易获取他人信任的人喜欢使用蓝色，可以强调分析与逻辑能力。需要减肥时多多亲近蓝色吧。

紫罗兰色：具有艺术气息的人偏爱紫罗兰色，这种颜色富有神秘感，容易引起异性的兴趣。

红色：身心疲惫、郁闷时充分利用红色吧，可以刺激神经和血液循环，用在配件、内衣、饰品等面积不大的地方能增添亮点。

黑色：黑色是具有领袖风范的颜色，给人以完美无缺的感觉，同时又表现出希望掌控一切的欲望。但黑色不是每个人都能驾驭的颜色，这时可以选择适合自己的配件来扬长避短。

海军蓝：海军蓝是朴实而时髦的颜色，象征着专注、勇气、安静，给人以熟悉的感觉。讲究礼仪的场合可以安全使用海军蓝，如果您不适合黑色，不妨尝试下海军蓝。

棕色：棕色让人联想到自然，象征着信任、舒适、丰富，带给人温暖高贵的感觉。棕色是一种具有古典韵味的色彩，有时也容易引起厌倦感，搭配时要小心为好。

所以说，用好色彩是门学问，把经典的黑白色与炫丽的五彩色完美的协调，不仅使备孕妈妈们看起来健康、可爱又不失女性的风采，而且周围的人也会变得幸福，对孕育宝宝更是大有好处哦！

用舒适的鞋袜善待自己

为了自身健康和宝宝安全，备孕期要尽量克服穿高跟鞋的冲动。款式上，船鞋或者露后跟的设计穿起来更方便。秋冬季节最好穿无跟的靴子。假如职场的备孕妈妈偶尔想穿高跟鞋的话，推荐坡跟鞋，2—3厘米的跟高比较合适，稳定性好。另外，随身带一双船鞋也是一个好方法。

向计划备孕的时尚女性介绍几款值得入手的鞋靴：

船鞋：2—3厘米的船鞋可以兼顾时尚性和实用性，基本色黑色虽然百搭，但五彩斑斓的颜色或豹纹图案的船鞋更能给形象加分。

人字拖：人字拖是夏天穿的低跟拖鞋款式凉鞋，搭配飘逸的裙子给人感觉清新自然。

运动高跟鞋：运动高跟鞋是在"运动鞋般的高跟鞋，高跟鞋般的运动鞋"的概念下推出的高跟鞋嫁接产品，能同时满足舒适与时尚要求的万能单品，不妨一试。

靴子：靴子是备孕妈妈搭配打底裤，营造时尚美丽的必备单品。推荐跟不高的平底靴，或者 UGG 靴子，也可以选择毛线靴。

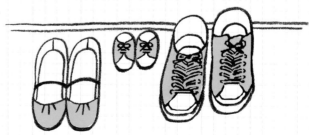

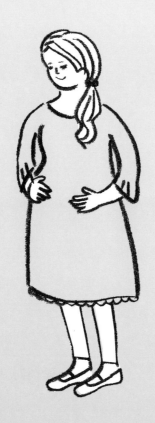

第 5 章
温馨家居带来好"孕"程

当你决定做准妈妈时，一定会沉醉于十分美好的憧憬之中。但仅仅有憧憬还是不够的，还要脚踏实地干些实际的事。为自己和另一半打造一个舒适温暖的"窝"吧！

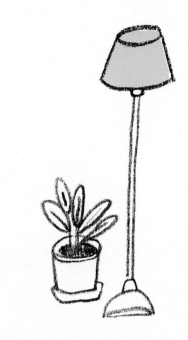

色彩搭配小秘诀

　　色彩会对人的心理产生明显的暗示作用。卧室整体的色调要柔和，尽量选用淡雅、温暖的色彩，比如鹅黄、嫩绿、淡紫、浅蓝等，应以静谧、舒适、温馨的情调为主，色彩不宜繁琐、强烈。浓烈的色彩会刺激人的神经，让人过度兴奋。过冷的颜色，像深蓝、灰、黑等色彩的大面积使用，会让原本就紧张的心情得不到放松，时间久了，人还会抑郁。所以备孕时选择饱和度高的暖色调来增强温馨的气氛，使人心情舒畅。

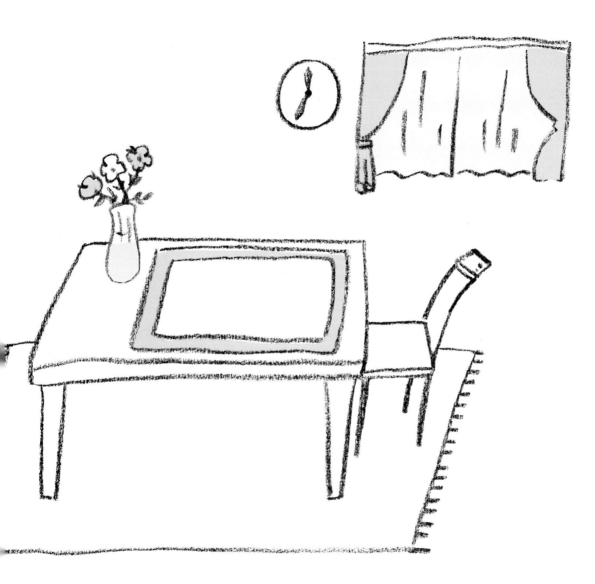

巧用布艺装点爱巢

　　除了注意从大的方面使布局合理、色彩协调外，还可以用布艺来装饰爱巢，它既可以对家具起保护作用，又可以给新房增添美感，效果独特。用布艺装饰，虽然能收到极美的效果，但色彩不宜过浓，清新淡雅的冷色调，将绘出一派自然之风；被面、枕套、床单应尽量统一、和谐，色彩以暖色为佳，会使卧室充满蜜月的浪漫色彩，想必在这样的房间里生活，必定会增添许多情调与遐想……，小餐厅的布艺装饰应以简洁为原则，色彩应考虑与餐桌相配，体现出和谐的美感。房间窗帘的配备和选择极为重要，窗户在一般家庭中所占的比重很大，颜色要与墙面、地面、床上用品的色彩、花纹相协调。图案以简单为好，但也不绝对，以深色和饱和色彩点缀会更显一份独特的魅力，让人感到与众不同。

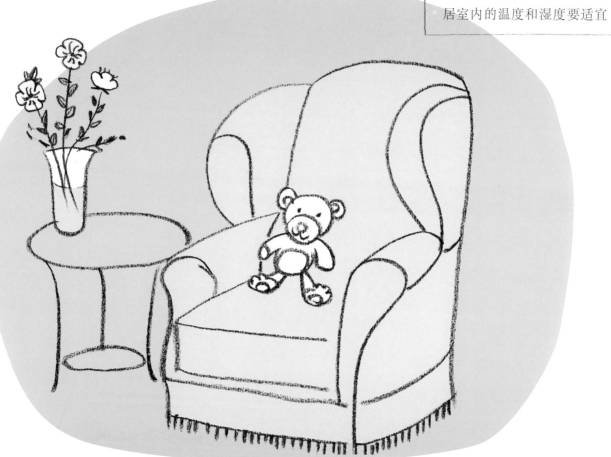

小贴士：

· 空气要清新

· 房间布局要合理

· 居室内的温度和湿度要适宜

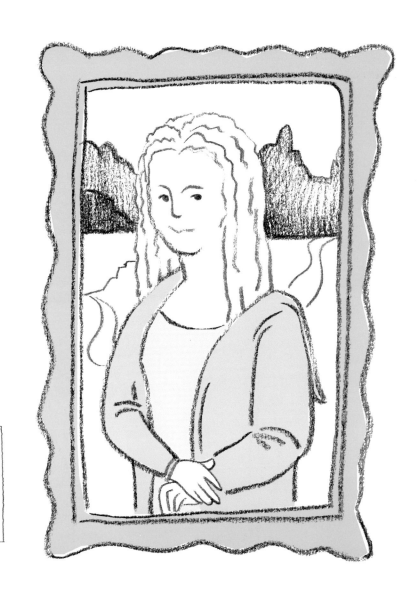

小贴士:

适宜摆放在室内的植物:
滴水观音，白掌，吊兰，芦荟，
绿萝，仙人掌，君子兰，文竹。

60

巧用艺术品

　　如果觉得房间的布置比较单调，不妨用点艺术品来加以装点。如果居室小，东西多，使人感到拥挤和紧张，不妨用优美宜人的风景图片、油画来开阔人的视野，帮助准妈妈忘记紧张和疲劳，解除忧虑和烦恼。另外，活泼可爱的布娃娃有助于连结起准妈妈与胎儿之间的感情纽带。还可以用小生命给准妈妈的居室生活带来生机，比如说在阳台上种植花草、饲养鱼虫，使居室充满活力。

静谧的氛围

人们的生活越来越丰富多彩，但准备怀孕的小夫妻在选择日常活动的时候，一定要远离吵闹的环境。长时间待在噪音区不利于女性的内分泌功能，从而影响怀孕计划。所以，女性朋友在孕前应少接触或尽量避免处在充满噪音的环境中，少去KTV，在家看电视、听音乐的时候，尽可能得把音量关小，床头最好选用亮度可调的台灯，柔和的光线营造朦胧的意境，让自己在舒适静谧的环境中度过休憩时光。

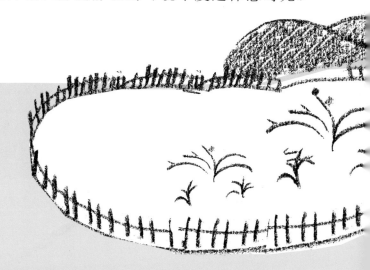

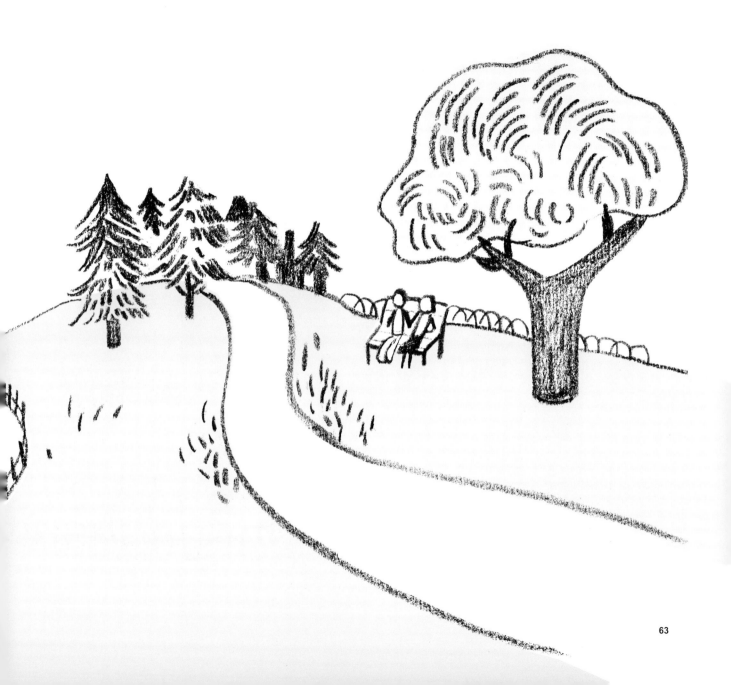

避开有害和易感染的环境

良好的生活习惯、工作环境和健康的身体状态都会大大增加女性怀孕的机会。而且，这对怀孕后的生活也是相当重要的。所以，在积极备孕的女性一定要远离有害和易感的环境。

避免入住新房

一般新居装修完 3 个月或半年后才可入住，因为新建和新装修的房屋中含有多种有害物质，为了宝宝请多等一段时间，不要忘了提前 2 周～ 1 个月将门窗打开通风透气。

不要长期在厨房受烟熏

厨房油烟中有毒物质种类多、浓度高、毒性大，可能致使细胞发生突变，引起不育。建议想要宝宝的夫妇应安装抽油烟机和经常开窗通风，尽量减少使用厨房的时间。

不要接触有辐射的电器

电视、音响、电脑、微波炉、电磁炉、复印机、手机都会产生电磁辐射，对胎宝宝发育极其不利。除此之外，像电热毯、电吹风这样的小家电的辐射也不能忽视哦。其产生的电磁辐射直接会影响到胎宝宝的成长发育，易引起畸形，备孕女性尽量少用为宜。

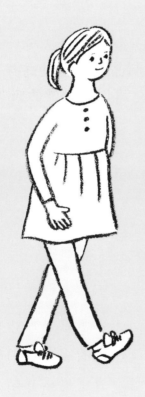

第 6 章
舌尖上的"孕"力

　　饮食是生活中的大事，现今很多白领女性偏爱快餐、速食品、时尚食品，看似吃得不错，每天摄入的量也不多，殊不知这种饮食结构不甚合理。为了顺利怀上宝宝，备孕女性更要注意自己的饮食均衡，慢慢向健康的饮食习惯倾斜，努力在孕前调养好身体，合理地调配膳食，多吃各种富含营养素的食物，不但可以提高生育能力，还有利于储存日后宝宝需要的母体营养哦。

怀孕前消除营养隐患

1. 体内贫血

消除策略：食补是一种非常安全有效的方法。饮食上注意吃一些瘦肉、家禽、动物肝及动物血、蛋类、绿色蔬菜、葡萄干及豆制品等铁含量高并在肠道吸收好的食物。同时多吃水果和蔬菜，其中所含的维生素 C 可以促进铁的吸收。

2. 缺乏叶酸

消除策略：饮食上注意摄取富含叶酸的食物，如动物肝或肾、绿色蔬菜以及鱼、蛋、谷等；同时改善不科学的烹调方法，如做菜时温度不宜过高，时间不宜太长，因为叶酸不耐热容易被破坏。

3. 缺乏维生素 E

消除策略：饮食注意摄取富含维生素 E 的食物，如动物肝、菠菜、芦笋、藕笋、西瓜、樱桃等。但在烹调过程中温度不宜过高，时间不宜过久，以免丢失大部分维生素 E。

4. 体内营养素不均衡

消除策略：在怀孕前最好对自己的营养状况做一下全面了解，看营养状况是否均衡，必要时请医生帮助诊断，以便调整饮食，积极为怀孕贮存体内含量偏低的营养素。

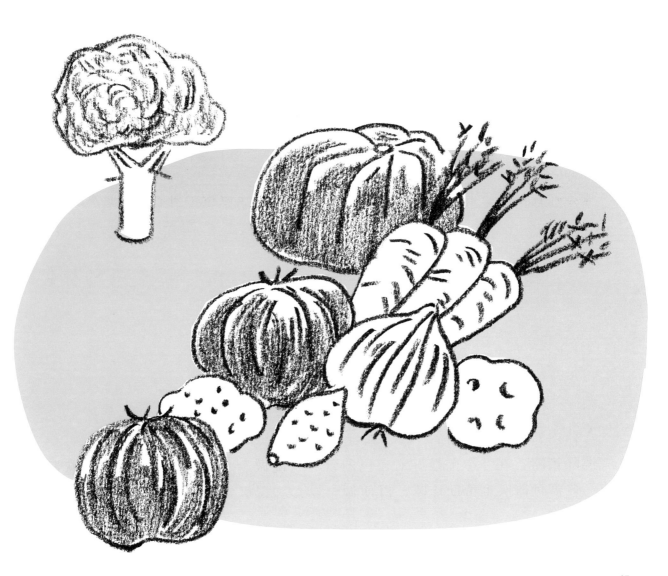

饮食色彩

怎样的饮食是均衡、合理的呢？其实，很简单，营养均衡记住五种颜色"红、黄、绿、白、黑"即可。

"红"是指每天可饮红葡萄酒 50—100 毫升，还要每天进食 1—2 个番茄。

"黄"是指胡萝卜、红薯、南瓜、玉米等，每天适量食用其中一种。

"绿"是指饮用绿茶水和食用深绿色蔬菜。

"白"是指燕麦片，兑入牛奶中食用效果更好。

"黑"是指黑木耳或香菇，每天取少量烹调入菜肴中食用。

这些颜色各异，低热量、低固醇、低脂肪、低糖、高纤维素的均衡饮食尤其符合备孕女性的需要。

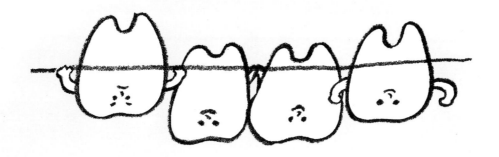

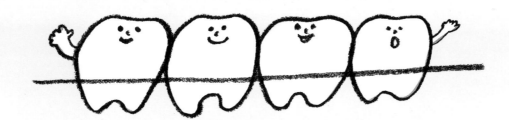

小贴士：

合理的饮食习惯：
愉快的饮食情绪和营养一样重要。
饮食节制有度，切忌暴饮暴食。
食物多样化，全面摄取营养素。
细嚼慢咽，更好的消化吸收食物。

吃什么提高"孕力"？

1. 多吃含优质蛋白质的食物：如豆类、蛋类、瘦肉以及鱼等。每天保证摄取足够的优质蛋白质，以保证受精卵的正常发育。

2. 充足的无机盐和微量元素：如钙质、铁、锌、铜等，是构成骨骼、制造血液、提高智力的重要营养物质，可以维持体内代谢的平衡。

3. 保证脂肪的供给：脂肪是机体热能的主要来源，其所含必需脂肪酸是构成机体细胞组织不可缺少的物质，增加体质脂肪的摄入对怀孕有益。

4. 保证供给适量的维生素：维生素能够有助于精子、卵子及受精卵的发育与成长，但是过量的维生素，如脂溶性维生素也会对身体有害，因此建议多从食物中摄取，多吃新鲜的瓜果和蔬菜，慎重补充维生素制剂。

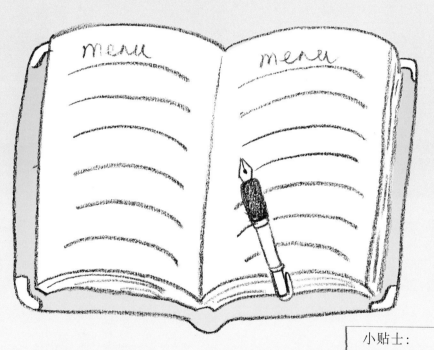

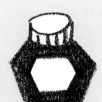

小贴士:

快速怀孕可以多吃以下食物:黑豆、阿胶红枣、红糖生姜水、鱼汤、豆浆。

孕前必吃的 3 款防辐射食谱

一、田园沙拉

防辐射关键词——番茄红素

红色水果中含有被誉为自然界中最强的抗氧化剂——番茄红素，并且尤以西红柿中含量最高。作为类胡萝卜素的一种，番茄红素甚至获得了"植物黄金"的美誉，可见它对人体健康的价值有多高。

由于番茄红素是一种脂溶性的维生素，因此用油炒制能提升番茄红素的吸收效率，促进番茄红素的释放。所以相比生吃，熟的食物番茄红素的吸收率会更高一些。

主料：西红柿一个，黄瓜一条，四分之一个洋葱，腰果 20 克。

调味料：酱油、柠檬汁各一勺，胡椒少许，橄榄油两勺，麻油半勺。

制作方法：

1. 将西红柿、黄瓜切块，洋葱切成细丝。

2. 将调味料混合在一起，与西红柿洋葱和黄瓜搅拌均匀，加入腰果即可食用。

二、木耳炒鸡蛋

防辐射关键词——排毒

黑木耳能够有助人体排出有害的纤维素物质，对提高人体免疫力，预防疾病的发生也有很大的帮助作用。

主料（两人份）：鸡蛋三个，黑木耳 2 克，荷兰豆 50 克，对虾去壳 150 克。

配料：盐少许，色拉油半勺，清酒两勺，淀粉一勺，酱油少许，胡椒少许。

制作方法：

1.将虾线去掉，放盐、淀粉和酱油进行调味。将木耳发好备用，荷兰豆放在热盐水中焯一下，出锅后控干水分备用。

2.将鸡蛋打入碗中放盐调味，然后在锅中倒入色拉油，鸡蛋炒熟后放入碗中备用。

3.剩下的色拉油不要浪费，依次放入虾、木耳、荷兰豆，加入盐、清酒和胡椒调味，最后再将鸡蛋倒入，出锅即可。

三、扁豆拌豆腐

防辐射关键词——维生素 C

维生素 C 和 E 都属于抗氧化效果最好的维生素，这样电脑释放出的辐射对人体的侵害就会逐渐缩小。平日多食用这些食物，我们的皮肤就如同获得了一层天然的辐射防护膜，有效防止了辐射的伤害。

多吃蔬菜还能让人体内的血液呈弱碱性，能够加速细胞内毒素的沉淀，使这些毒素更容易随着尿液排出体外，因而辐射对人体的损害就能被降到最低。

主料（四人份）：切好的扁豆 80 克，豆腐。

配料：橄榄油一勺，米醋三勺。

制作方法：

1. 将扁豆在开水中焯上一分半钟，然后过一下冷水，将豆腐放入微波炉中加热 40 秒以去除水分。

2. 将豆腐弄碎与扁豆拌在一起，加入米醋和橄榄油即可食用。

备孕期的饮食误区

1. 辛辣饮食：

过量食用辛辣饮食会导致胃部不适、消化不良、便秘、痔疮等不适，从而影响受孕条件，因此在计划怀孕前 3 ～ 6 个月，女性应尽量少吃辛辣食物。

2. 高糖饮食：

若经常食用高糖食物，常常会引起糖代谢紊乱，甚至成为潜在的糖尿病患者。如果这种习惯维持到怀孕之后，那就更危险了，极易出现孕期糖尿病，危害母婴健康。

备孕准爸的准备工作

备孕期间，其实不光女性要做好备孕工作，为了孕育健康聪明宝宝，男性也要做好备孕工作，注意自己的饮食习惯！

1.大多数的男性都很喜欢吃肉，很容易摄入过量高蛋白，这会使受孕变得困难。所以未准爸爸不要因为喜欢就放开了吃，要想孕育健康宝贝吃肉要适量。

2.很多男性对水果蔬菜不太重视，认为它们可有可无。但如果长期缺乏果蔬中的各类维生素，可能影响精子生成，严重的可导致不孕。因此，准备做爸爸的男性应多吃一些蔬菜和水果。

3.年轻的未准爸爸们可能因为应酬等各种理由，总是不能避免吸烟和喝酒。而这两种习惯却是最容易导致生殖腺功能降低，产出次品精子的。所以计划怀孕的男性在备孕期间切记要远离烟酒。

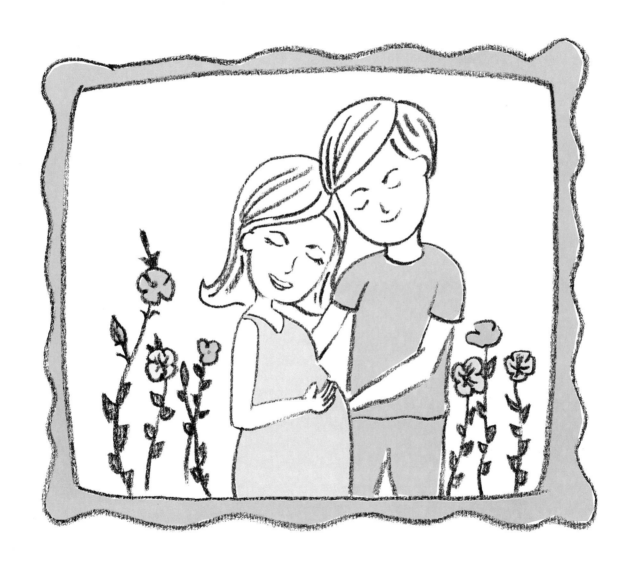

孕前计划表

时间	备孕计划	执行方案	备注
孕前六个月	了解必备孕育知识 注射疫苗 做一次全面的身体检查 保证健康 停止避孕		
孕前五个月	为宝宝理财 营造良好居家环境 记录基础体温		

孕前计划表

时间	备孕计划	执行方案	备注
孕前四个月	储备必需的营养 制定健身计划		
孕前三个月	注意工作环境 停服对宝宝有害的所有药物 安排好宠物		
孕前二个月	预约牙医洗牙 适当补充维生素 规律性生活		

图书在版编目（CIP）数据

怀孕，什么年龄都可以：简单有效的感官助孕法 /
月一 编著 .-- 北京：光明日报出版社，2013.1
ISBN 978-7-5112-3840-5

Ⅰ.①怀… Ⅱ.①月… Ⅲ.①妊娠—基本知识 Ⅳ.
① R714.1

中国版本图书馆 CIP 数据核字（2012）第 303618 号

怀孕，什么年龄都可以——简单有效的感官助孕法

著　　者：月　一

出 版 人：朱　庆　　　　　　　终 审 人：孙献涛
责任编辑：庄　宁　　　　　　　策　　划：青马社
装帧设计：吴　俊　　　　　　　责任校对：张　翀
　　　　　　　　　　　　　　　责任印制：曹　诤

出版发行：光明日报出版社
地　　址：北京市东城区珠市口东大街 5 号，100062
电　　话：010-67078247（咨询），67078870（发行），67078235（邮购）
传　　真：010-67078227，67078255
网　　址：http://book.gmw.cn
E-mail：　gmcbs@gmw.cn　　zhuangning@gmw.cn
法律顾问：北京市洪范广住律师事务所徐波律师

印　　刷：上海竟成印务有限公司
装　　订：上海竟成印务有限公司
本书如有破损、缺页、装订错误，请与本社联系调换

开　　本：889×1194 1/24
字　　数：18 千字　　　　　　　印　　张：3.5
版　　次：2013 年 2 月第 1 版　　印　　次：2013 年 2 月第 1 次印刷
书　　号：ISBN 978-7-5112-3840-5

定　　价：38.00 元